CONTRIBUTION A L'ÉTUDE CLINIQUE

DE

L'HYDRONÉPHROSE CONGÉNITALE

CHEZ LE JEUNE ENFANT

PAR

Le Dr Gaston CHEVRIER

PHARMACIEN DE 1re CLASSE

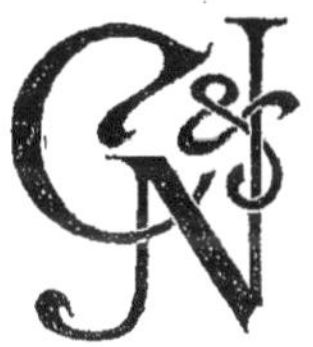

PARIS

GEORGES CARRÉ ET C. NAUD, ÉDITEURS

3, RUE RACINE, 3

—

1899

CONTRIBUTION A L'ÉTUDE CLINIQUE

DE

L'HYDRONÉPHROSE CONGÉNITALE

CHEZ LE JEUNE ENFANT

PAR

Le Dr Gaston CHEVRIER

PHARMACIEN DE 1re CLASSE

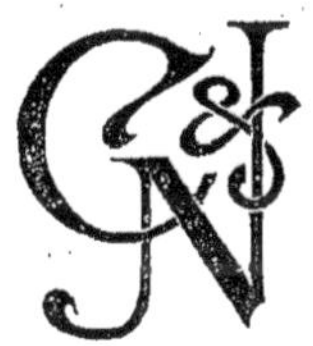

PARIS

Georges CARRÉ et C. NAUD, Éditeurs

3, RUE RACINE, 3

—

1899

A MONSIEUR Henri MOISSAN

MEMBRE DE L'INSTITUT

A MONSIEUR LE DOCTEUR Théophile ANGER

CHIRURGIEN DE L'HOPITAL BEAUJON

A MONSIEUR LE DOCTEUR LEJARS

PROFESSEUR AGRÉGÉ A LA FACULTÉ DE MÉDECINE
CHIRURGIEN DE LA MAISON MUNICIPALE DE SANTÉ

A MONSIEUR LE DOCTEUR TROISIER

PROFESSEUR AGRÉGÉ A LA FACULTÉ DE MÉDECINE

MÉDECIN DE L'HOPITAL BEAUJON

A M. LE DOCTEUR HUMBERT

PROFESSEUR AGRÉGÉ A LA FACULTÉ DE MÉDECINE

CHIRURGIEN DE L'HOPITAL RICORD

A MONSIEUR LE DOCTEUR BOISSARD

ACCOUCHEUR DE L'HOPITAL TENON

A MON PRÉSIDENT DE THÈSE

MONSIEUR LE PROFESSEUR HUTINEL

MÉDECIN DE L'HOSPICE DES ENFANTS-ASSISTÉS

MEMBRE DE L'ACADÉMIE DE MÉDECINE

CHEVALIER DE LA LÉGION D'HONNEUR

AVANT-PROPOS

Les observations d'hydronéphrose dans la première enfance sont relativement peu fréquentes, si l'on ne tient compte que des cas cliniquement appréciables. Les unes relèvent d'un vice de conformation des voies d'excrétion de l'urine (uretère ou urètre) et sont dites *congénitales*, parce que la lésion causale existait dès avant la naissance. Les autres, qui sont dites hyponéphroses *acquises*, confondues longtemps avec les premières, commencent à être mieux connues dans leur pathogénie, et sont peut-être plus nombreuses que l'on ne l'a cru tout d'abord, un certain nombre d'entre elles, tout au moins, paraissant relever de la lithiase urinaire (Léon Bernard).

Ces hydronéphroses passent le plus souvent inaperçues à cet âge, ne se développent que plus tardivement, et constituent une véritable trouvaille d'autopsie. D'autres fois, au contraire, elles atteignent un volume assez considérable et deviennent cliniquement appréciables. Dans ces cas, elles donnent lieu à la symptomatologie d'une tumeur abdominale.

Leur diagnostic, comme celui de toutes ces tumeurs,

comporte de grandes difficultés. Ce diagnostic, si délicat chez l'adulte, l'est encore plus chez l'enfant du premier âge : les commémoratifs ne donnent que des renseignements insuffisants ; l'exploration des fonctions urinaires est des plus malaisées, par suite de l'impossibilité de se rendre compte du caractère des mictions ; l'exploration de l'abdomen est souvent rendue difficile par la résistance de l'enfant qui se débat et qui crie, enfin certains procédés d'examen, tels que le toucher vaginal ou le toucher rectal, ne peuvent être pratiqués.

Ces cas sont cependant des plus intéressants, car d'un diagnostic précis et précoce dépend le pronostic et le traitement. Ce point ne paraît pas pourtant avoir attiré plus spécialement l'attention des auteurs, qui n'ont fait qu'effleurer, pour la plupart, cette question du diagnostic.

Aussi nous a-t-il paru intéressant, à l'occasion d'une observation recueillie dans le service de M. le Pr HUTINEL, à l'hospice des Enfants-Assistés, de faire ressortir les difficultés du diagnostic chez le jeune enfant. Notre petit malade, âgé de treize mois, présentait des symptômes que l'on attribua successivement à l'existence d'une péritonite tuberculeuse et d'un kyste hydatique du mésentère. Les signes cliniques permirent d'éliminer la première de ces hypothèses et de rattacher au péritoine l'origine de cette tumeur. Mais la ponction exploratrice, en donnant issue à un liquide qui présentait les caractères du liquide de kyste hydatique, contribua à faire admettre la deuxième hypothèse, et à rejeter le diagnostic d'hydronéphrose. L'autopsie seule révéla la nature véritable de la lésion et montra qu'il s'agissait bien d'une hydronéphrose.

Ainsi l'examen clinique n'avait conduit qu'à une partie de la vérité, et la ponction, qui paraissait devoir constituer un signe de haute valeur, avait, par suite d'une fausse interprétation, été cause d'une erreur de diagnostic.

Après avoir exposé les considérations étiologiques que comporte l'étude de l'hydronéphrose congénitale, nous insisterons plus particulièrement sur la symptomatologie et sur le diagnostic.

ÉTIOLOGIE

Sous le nom d'hydronéphrose congénitale, nous nous bornerons à étudier, avec les auteurs classiques, la dilatation des calices et du bassinet résultant d'un vice de conformation des voies d'excrétion de l'urine.

Nous ne nous occuperons point des dilatations localisées de l'uretère, bien que Veau (1), dans une excellente Revue générale, réunisse dans une même étude toutes les dilatations congénitales des conduits excréteurs du rein, c'est-à-dire l'hydronéphrose classique et les dilatations localisées de l'uretère. En effet, si ce groupement est justifié au point de vue étiologique et pathogénique, puisqu'un certain nombre des facteurs incriminés peuvent déterminer l'une et l'autre variétés de lésions, au point de vue clinique, qui seul nous intéresse, il n'en est plus de même. Le siège de ces altérations partielles se trouve le plus souvent sur la partie inférieure de l'uretère, au niveau de la région rétro-vésicale, et la région rénale reste indemne.

La symptomatologie et le diagnostic sont par suite différents. La tumeur siégeant dans le petit bassin détermine des phénomènes de compression du côté des organes de

---

(1) VEAU. Dilatation congénitale des conduits excréteurs du rein. *Revue générale*, in *Gazette des hôpitaux*, 1897, n°s 36 et 39.

cette région. Il ne s'agit pas d'une tumeur abdominale, mais d'une tumeur pelvienne, chose tout à fait différente.

*
* *

Dans la première enfance, comme aux autres âges de la vie, l'hydronéphrose peut être congénitale ou acquise. C'est surtout la première variété qui a été décrite par les auteurs classiques. On s'est beaucoup moins occupé de la deuxième variété; cependant son existence est réelle; même elle semble ne pas être rare.

M. Comby (1), dans le Traité des maladies des enfants du Pr Grancher, en cite deux observations, dont la cause, dit-il, échappe. Des faits de même ordre ont été rapportés par Hénoch (2) et E. Martin (3); l'année dernière, Léon Bernard (4), sous l'inspiration de M. Comby, a étudié d'une façon complète la question et montré qu'à l'autopsie on trouve assez fréquemment des hydronéphroses provoquées par la lithiase urinaire. Il a tendance à rattacher à cette cause les observations dans lesquelles l'autopsie n'a révélé que des obstacles peu marqués ou douteux siégeant sur les voies urinaires, et qu'en l'absence de causes valables on rangeait dans la catégorie des hydronéphroses congénitales.

---

(1) COMBY. Art. hydronéphrose, in Traité maladies des enfants de Grancher, III, 1897.

(2) HÉNOCH. Leçons cliniques, p. 489.

(3) E. MARTIN. Hydronéphrose congénitale chez un enfant de 2 ans. Ablation, guérison. *Rev. de chirurgie*, 1895, p. 325.

(4) LÉON BERNARD. Hydronéphrose calculeuse de la première enfance. *Archives de médecine des enfants*, juin 1898, n° 6.

La connaissance de ces faits est intéressante, mais nous les laisserons de côté, car leur étude ne rentre pas dans le cadre de notre travail. Dans notre observation, il ne s'agissait manifestement pas d'un cas de cet ordre. L'urine ne renfermait aucun sédiment, aucune concrétion uratique, et le rétrécissement de l'uretère, constaté à l'autopsie, suffisait à lui seul pour expliquer la production de l'hydronéphrose.

Nous nous bornerons donc à rechercher les conditions étiologiques des hydronéphroses congénitales.

** **

L'hydronéphrose congénitale peut se développer pendant la vie intra-utérine et constituer par son volume une cause de dystocie au moment de l'accouchement. Dans ce cas, elle est le plus souvent incompatible avec la vie. Le diagnostic n'est pas fait pendant la grossesse; les manifestations extérieures auxquelles donne lieu la tumeur font penser à une hydramnios.

Dautres fois, et plus habituellement, elle n'apparaît qu'après la naissance; alors elle peut rester latente assez longtemps, et ne se révéler qu'à un âge plus ou moins avancé, dans l'adolescence et même à l'âge adulte.

Il faut être prévenu de ces faits pour ne pas prendre, à ces époques de la vie, pour une hydronéphrose acquise, l'hydronéphrose qui est congénitale par le vice de conformation qui l'a préparée.

L'âge du malade n'a d'ailleurs que peu d'importance pour établir l'origine congénitale d'une hydronéphrose, car au début de la vie peuvent se montrer des hydronéphroses acquises, et, chez l'adulte, des hydronéphroses congénitales.

Même ce n'est pas dans les deux premières années de la vie qu'on rencontre le plus fréquemment l'hydronéphrose congénitale. D'après Veau (1), elle s'observe surtout vers l'âge de dix ans et à la puberté.

La statistique dressée par J. English (2) donne les chiffres suivants :

Sur 44 cas manifestement d'origine congénitale, cet auteur note son existence :

27 fois chez les nouveau-nés ;

1 fois de 1 à 5 ans ;

3 fois de 10 à 20 ans ;

13 fois au-dessus de 20 ans.

Cette longue durée de l'évolution de la maladie est digne d'attirer l'attention.

*
* *

Les données que l'on possède relativement à la fréquence de l'hydronéphrose dans l'un et l'autre sexe sont fort incomplètes. Peut-être la rencontre-t-on plus souvent chez la fille que chez le garçon, ou tout au moins les cas rares qui ont nécessité une intervention chirurgicale sont-ils plus nombreux dans le premier de ces sexes, comme le

---

(1) Veau. *Loc. cit.*

(2) J. English. Ueber primœre Hydronephrose. *Deustche Zeitschrift für Klin.*, 1879.

fait remarquer Veau. Cependant, il ne faudrait avancer ce fait qu'avec toutes réserves.

Les deux observations d'hydronéphrose publiées par Comby ont trait, la première à un garçon, la seconde à une fille. Dans l'observation de E. Martin, il s'agit d'un garçon ; de même dans celle d'Israël James, dans celle de Thiersch, citées dans le travail de E. Martin ; celle qui fait le sujet de notre travail se rapporte également à un garçon.

On a noté dans certains cas, en même temps que les malformations de l'appareil urinaire, causes de l'hydronéphrose congénitale, la présence d'autres stigmates : bec-de-lièvre, pied-bot, imperforation anale, etc. Mais ces coexistences morbides ne se rencontrent guère que dans les cas qui constituent une véritable monstruosité. Il s'agit alors d'une perturbation portant sur le développement de plusieurs appareils ou organes.

La lésion congénitale, origine de la dilatation des voies urinaires supérieures, peut porter sur l'uretère ou sur l'urètre.

Veau propose la classification suivante :

1. Malformations sur le trajet de l'uretère.

    A. Vice de conformation des tuniques.

        1° Absence ;

        2° Imperforation ;

        3° Rétrécissement ;

        4° Valvules.

    B. Compression par un organe extérieur.

II. Anomalies d'abouchement de l'uretère.

    A. Portion intestinale.

    B. Portion urinaire.

        1° Vessie ;

        2° Urètre et prostate (homme).

        3° Urètre et vestibule (femme).

    C. Portion génitale.

        Homme. — Conduit éjaculateur, canal déférent, vésicule séminale, utricule prostatique.

        Femme. — Trompe, utérus, vagin, canal de Gärtner.

    D. Monstruosités.

III. Anomalies de l'urètre.

Les anomalies de l'urètre sont des plus rares. On a cité une imperforation ou un rétrécissement par une valvule urétrale (Broadbent) (1). On a même invoqué un phimosis trop serré (James) (2), peut-être sans preuves suffisantes. Ce sont là des curiosités intéressantes à signaler, mais sur lesquelles nous n'insisterons pas davantage.

Quand cette cause urétrale intervient, il s'agit d'hydronéphrose double.

La sécrétion rénale est troublée par suite de la gêne considérable apportée à l'excrétion de l'urine et cette malformation est incompatible avec l'existence.

C'est sur l'uretère que siègent les malformations qui déterminent habituellement l'hydronéphrose.

---

(1) Broadbent. Observation d'hydronéphrose double.
(2) James. *Edinburg med. Journ.*, 1877, p. 135.

Nous n'insisterons que sur les plus fréquentes, un certain nombre d'entre elles ne constituant que de simples curiosités pathologiques.

Dans une première catégorie de faits, on note l'absence des uretères. J. English en a recueilli 8 cas.

Dans un second ordre de faits, il y a oblitération totale de l'uretère ou imperforation. L'uretère étant perméable dans une première partie de son trajet est transformé dans le reste de son étendue en un cordon fibreux. Sur 25 observations d'oblitération de l'uretère que l'on trouve dans la statistique de J. English (1), on note :

10 fois l'oblitération totale du conduit ;

 5 —   —   de la partie supérieure ;

 1 —   —   —   moyenne ;

 9 —   —   —   inférieure.

Mais ces imperforations, quoique relativement assez fréquentes, s'accompagnent rarement d'hydronéphrose, ou s'accompagnent seulement d'une hydronéphrose peu développée, et ne constituent pas la cause habituelle de cette affection, en tant que maladie cliniquement appréciable.

Les sténoses incomplètes, au contraire, peuvent être le plus souvent incriminées. Dans ces cas, en effet, la dilatation du bassinet et du calice est presque la règle.

L'uretère peut être rétréci sur toute la longueur du trajet, 8 cas ; ou à sa partie supérieure, 30 cas ; à sa partie moyenne, 2 cas ; à sa partie inférieure, 21 cas. (J. Englisch).

Ces rétrécissements se produisent quelquefois sous

____

(1) J. ENGLISH. *Loc. cit.*

forme de valvules siégeant le plus souvent à la partie supérieure et dues à l'abouchement oblique de l'uretère dans le bassinet, valvules auxquelles J. English (1) et Woelfler (2) font jouer un rôle étiologique assez important. Ce rôle a peut-être été exagéré, comme le remarque Tuffier (3). D'après l'opinion généralement répandue, il ne faut admettre le rôle étiologique des valvules congénitales qu'en l'absence de toute autre cause, et ne les incriminer qu'avec circonspection. Le cas de Meslay et Veau (4) est un exemple frappant des difficultés que l'on rencontre pour établir ce rôle étiologique. Dans l'observation publiée par ces auteurs en effet, on constatait dans la partie inférieure de l'uretère l'existence d'une valvule qui était suffisante dans certaines conditions ; et si l'on n'avait pas trouvé dans la prostate la cause de l'hydronéphrose, on aurait certainement incriminé cette valvule.

L'obstacle à l'excrétion de l'urine peut encore résulter de la compression de l'uretère par un organe voisin, par une artère, comme dans les cas de Boogard (5) et de Roberts. par une veine (Decressac) (6), par les débris anormaux d'un organe embryonnaire, tel que le canal de Müller (Re-

---

(1) J. English. *Loc. cit.*

(2) Woelfler. Zur chirurgie der Niersen. *Wien. med. Wochenschrift,* 1876, n° 22.

(3) Tuffier. Traité de chir., t. VII, p. 594.

(4) Meslay et Veau. *Bull. Soc. anat.,* 12 mai et 23 octobre 1896.

(5) Boogard. Compression de l'uretère par l'artère rénale. *Surgical Diseases of the Kinday,* 1885, p. 325.

(6) Decressac. Compression de l'uretère par la veine rénale. *Bull, de la Soc. anatom.,* 1888, p. 93.

liquet) (1), par une bride fibreuse comme dans le cas de Launay (2) qui regarde cette bride comme un vestige du canal de Wolf ou de Müller.

Les anomalies d'abouchement sont une des causes les plus intéressantes de l'hydronéphrose congénitale. Ces abouchements anormaux peuvent se faire dans le rectum, dans l'urètre, dans les voies spermatiques, dans la trompe, l'utérus, le vagin, etc.

Tantôt la lumière de l'uretère s'ouvre dans la lumière de l'organe qui la reçoit : tantôt la terminaison se fait en cul-de-sac, l'uretère ne s'ouvre pas, il est fermé par une membrane plus ou moins épaisse. Mais ces anomalies sont peu fréquentes ; il n'en existe que de rares observations, et leur intérêt réside surtout dans les déductions embryologiques qu'elles comportent.

Enfin, il peut y avoir des anomalies qui constituent de véritables monstruosités. Comme elles ne sont jamais compatibles avec l'existence, nous n'en parlerons pas.

Ce sont donc les sténoses incomplètes de l'uretère qui constituent les causes les plus fréquentes des hydronéphroses congénitales ; celles-ci sont au contraire exceptionnelles dans le cas d'oblitération complète de l'uretère.

Ce que l'on sait de la pathogénie de l'hydronéphrose en général permet d'expliquer la raison de ce phénomène.

---

(1) RELIQUET. Compression de l'uretère par le canal de Müller. *Progrès médical*, 1887, p. 205.

(2) LAUNAY. *Soc. anatom.*, 7 décembre 1894, p. 892.

Pour qu'une hydronéphrose se produise, il faut que la sécrétion rénale continue à se faire. Ainsi que l'a montré
Tuffier (1), l'obstruction totale de l'uretère supprime la
fonction rénale. C'est ce qui se passe quand il y a oblitération de l'uretère par un calcul, ou dans la ligature expé-
rimentale de ce conduit. Cependant, cette opinion est
peut-être trop exclusive. Albaran, chez l'adulte, et son
élève, Léon Bernard (2), chez le jeune enfant, ont noté
des hydronéphroses d'origine calculeuse. Mais en se fondant sur ce qui se passe dans la majorité des cas, en s'ap-
puyant sur les faits expérimentaux, il n'est pas permis de
rejeter complètement l'opinion classique qui régnait sans
conteste jusque dans ces derniers temps, c'est-à-dire que
l'hydronéphrose est exceptionnelle quand il y a oblitération complète de l'uretère. L'explication que nous avons
donnée plus haut reste donc valable jusqu'à nouvel
ordre.

---

(1) Tuffier. Hydronéphrose congénitale, *Soc. de ch.*, 4 mai 1898.
(2) L. Bernard. *Loc. cit.*

SYMPTOMES

Pour que l'hydronéphrose congénitale devienne cliniquement appréciable, il faut nécessairement qu'elle ait atteint un certain volume ; ce fait n'est pas le plus fréquent ; le plus habituellement, la dilatation reste peu considérable et ne se révèle pas à l'examen du petit malade. D'ailleurs, cette affection à un si faible degré ne détermine aucun trouble fonctionnel attirant l'attention du côté des voies urinaires. C'est donc à l'autopsie qu'on reconnaîtra son existence, l'enfant étant mort d'une maladie intercurrente n'ayant aucune relation avec l'affection rénale, telle que broncho-pneumonie, infection gastro-intestinale, etc. Ces variétés d'hydronéphrose ne constituent pas à proprement parler une maladie ; ce sont des curiosités anatomiques qui n'ont d'intérêt que par la relation qu'elles offrent avec les variétés où le volume est plus considérable. C'est surtout dans l'hydronéphrose unilatérale, lorsque l'autre rein continue à fonctionner normalement, que l'affection reste ainsi latente.

Ces faits, où l'affection reste ainsi latente aux débuts de la vie, ne nous arrêteront pas ici.

Mais, à un âge plus avancé, vers la puberté ou à l'âge adulte, une hydronéphrose, qui n'en sera pas moins congénitale, pourra se révéler.

Si, au contraire, l'affection s'est développée plus rapidement, les symptômes qui attireront l'attention se montreront.

Dans les cas où il y a une hydronéphrose double et où il n'y a pas d'uretère supplémentaire, on peut voir apparaître, plus ou moins tôt, des phénomènes d'anurie ou d'urémie auxquels le malade ne tarde pas à succomber.

Quand l'hydronéphrose est unilatérale au contraire, les symptômes se développeront lentement, d'une façon insidieuse, sans réaction locale, sans retentissement sur l'état général, et ce n'est souvent que par hasard ou à l'occasion d'un examen provoqué par une autre maladie que l'on constatera l'existence de l'hydronéphrose.

En effet, l'indolence est complète ; il n'y a pas de douleur provoquée par la palpation, il n'y a pas de douleur spontanée, et d'ailleurs, s'il en existe, l'enfant ne traduit les phénomènes douloureux que par des cris qu'il est souvent difficile de rattacher à leur véritable cause.

Quant aux troubles fonctionnels qui pourraient exister du côté des voies urinaires, tels que la diminution passagère de la quantité des urines coïncidant avec une augmentation de volume de la poche, ils ne sont pas appréciables chez le jeune enfant.

Il n'y a guère que les signes physiques qui aient quelque valeur ; ces signes sont ceux d'une tumeur abdominale.

Nous prenons comme type de notre description l'hydronéphrose unilatérale.

Dans les cas les plus marqués, on peut noter une augmentation de volume de l'abdomen, augmentation qui est généralement limitée à un des flancs, tandis que l'autre reste sensiblement normal.

A la palpation, on constate l'existence d'une tumeur de dimensions variables. Tantôt elle atteint le volume d'un œuf, tantôt celui d'une tête de fœtus à terme. Cette tumeur est assez souvent plus allongée dans le sens transversal que dans le sens vertical et peut dépasser la ligne médiane de deux à trois travers de doigt.

En haut, elle remonte jusque sous le foie, et il est difficile de sentir sa limite supérieure. Dans les cas les plus typiques, la main pénètre dans une sorte de sillon qui sépare le bord inférieur du foie de la tumeur.

En bas, elle descend plus ou moins dans la fosse iliaque, se rapprochant du détroit supérieur, ne s'enfonçant que dans des cas exceptionnels jusque dans le bassin ; quelquefois on peut la suivre en arrière jusque dans la région lombaire ; cette région est alors tuméfiée, mais généralement elle reste indemne : l'hydronéphrose est une tumeur abdominale et non une tumeur lombaire.

Cette tumeur est tantôt régulière, lisse, tantôt, au contraire, elle présente des irrégularités, des bosselures.

Elle donne d'une façon généralement assez nette la sensation de fluctuation, et même dans certains cas où elle était très développée, elle a pu en imposer pour une ascite.

A la percussion forte, il y a de la matité ; mais cette matité n'est cependant jamais absolue, et si l'on a soin, de pratiquer une percussion fine et superficielle, on constate l'existence d'une sonorité qui masque la matité profonde, indiquant qu'au-devant de la tumeur se trouvent les anses intestinales remplies de gaz.

Ce signe cependant n'existe pas toujours. Il est facile de concevoir que si la tumeur est très volumineuse, elle décolle le péritoine de la paroi postérieure, refoule latéralement les anses intestinales et vient se mettre directement en rapport avec la paroi abdominale antérieure ; dans ce cas, la matité est absolue.

Dans notre observation, il en était ainsi. A la palpation de l'abdomen, on constatait l'existence d'une masse remplissant le flanc droit, toute la région ombilicale et débordant même la ligne médiane. Cette masse, assez régulièrement unie dans sa partie droite, présentait au contraire du côté gauche des bosselures assez nettement dessinées. Dans le flanc droit, elle était complètement mate à la percussion même légère ; au contraire dans la région médiane, il y avait de la sonorité quand on percutait faiblement et de la matité quand on percutait plus fortement.

L'autopsie donnait nettement la raison de cette symptomatologie. En effet, la tumeur avait complètement décollé le feuillet externe du mésocôlon ascendant dans sa portion iliaque et dans sa portion située au-devant du rein droit. Elle avait rejeté en dedans le cæcum et le côlon lui-même qui occupaient la région ombilicale.

Par un examen attentif on peut arriver à déterminer que la tumeur est indépendante du foie ; elle est en effet immobile pendant les mouvements respiratoires ; on peut, dans certains cas, noter sa continuité avec le rein.

La tumeur dont l'existence a été ainsi constatée peut persister pendant plus ou moins longtemps avec les mêmes caractères sans présenter de modifications notables ; ou bien on peut assister à son augmentation progressive de volume, et elle peut devenir considérable.

Dans certains cas, il se produit des alternatives d'augmentation ou de diminution, quand le contenu s'évacue dans la vessie ou au contraire quand la rétention devient plus marquée. Il s'agit alors d'une hydronéphrose intermittente.

Ces alternatives peuvent avoir leur importance au point de vue du diagnostic.

Quand la tumeur atteint des dimensions notables, on peut voir apparaître toute une série de complications résultant de la compression des organes du voisinage.

On a noté de la dyspnée par suite du refoulement du diaphragme ; mais c'est là un phénomène rare, car pour qu'un épanchement intra-abdominal détermine de la dyspnée, il faut qu'il soit considérable. Plus fréquemment, on observe des troubles gastro-intestinaux résultant de la compression et du refoulement des diverses parties du tube digestif.

Les enfants porteurs de grosses hydronéphroses sont souvent des dyspeptiques, et surtout peuvent présenter de la constipation par suite de l'arrêt mécanique des matières dans le gros intestin comprimé.

Quand un seul rein est atteint, l'autre rein fonctionnant normalement, la durée de l'affection peut être très longue. Cependant l'existence de cette tumeur abdominale, les troubles qui en résultent, mettent l'enfant dans un état d'infériorité notable.

Les troubles gastro-intestinaux l'exposent aux complications digestives si redoutables à cet âge. Sous l'influence de la constipation, les germes saprophytes de l'intestin pullulent, acquièrent des propriétés pathogènes et donnent lieu à des poussées fébriles.

Dans les faits observés à l'hôpital, dans ce milieu toujours infecté, il est rare que l'enfant ne contracte pas une broncho-pneumonie, et à côté de ces affections gastro-intestinales, les affections broncho-pulmonaires sont la cause la plus habituelle de la mort.

L'infection urinaire qui est une complication assez fréquente de l'hydronéphrose chez l'adulte est beaucoup moins habituelle dans le premier âge ; on la trouve rarement citée chez les auteurs, ce qui s'explique assez aisément. Pour qu'il y ait infection de la poche, il faut une contamination des voies urinaires inférieures ; l'infection qui en résulte sera progressivement ascendante, favorisée qu'elle est par la gêne à l'excrétion de l'urine.

Or chez l'adulte, les causes les plus habituelles de ces infections ascendantes sont la blennorragie et toutes ses manifestations, la cystite en particulier, qui nécessitent une intervention, telle que cathétérisme de l'urètre ou lavage de la vessie.

Chez l'enfant cette cause n'existe pas. Cependant, M. le Pr Hutinel (1) a signalé l'existence chez le jeune

---

(1) HUTINEL. *Presse médicale*, 15 novembre 1896, n° 95.

enfant, et particulièrement chez les petites filles atteintes de vulvo-vaginite, de cystites coli-bacillaires compliquant des infections gastro-intestinales, et dans ces cas on peut concevoir que ces cystites puissent être le point de départ d'infections ascendantes et de la transformation purulente de l'hydronéphrose.

C'est alors que l'on voit apparaître la fièvre, qui n'est pas un symptôme de l'hydronéphrose. Cette fièvre présente de grandes oscillations comme dans toutes les affections des voies urinaires. Les urines renferment du pus, la tumeur devient douloureuse, le malade se cachectise rapidement, et la mort arrive avant que la suppuration ait pu gagner le tissu cellulaire péri-néphrétique ou le pus se faire jour dans un organe voisin ou au dehors.

Il ne faudrait pourtant pas croire, après le tableau que nous venons de tracer, que l'hydronéphrose comporte toujours un pronostic aussi sévère. Dans la majorité des cas, cette affection est compatible avec une longue survie, et il est rare, dans les deux premières années de la vie, qui nous intéressent ici, que la mort survienne du fait de l'hydronéphrose elle-même.

DIAGNOSTIC

L'étude de l'hydronéphrose congénitale chez le jeune enfant montre combien elle est variable dans ses symptômes, dans sa marche et dans sa terminaison.

Le diagnostic clinique ne se pose pas, quand l'hydronéphrose reste minime et ne se révèle pas à l'exploration du médecin ; l'affection est absolument latente, ne se traduit par aucun trouble qui attire l'attention du côté des voies urinaires ; si l'enfant ne succombe pas, et si l'on ne pratique pas l'autopsie, l'affection reste ignorée.

Bien plus rarement à cet âge, l'hydronéphrose revêt un tel volume qu'elle devient appréciable. Dans ces cas il est important, pour le pronostic et le traitement, de faire un diagnostic précis. L'hydronéphrose évoluant dans le sens d'une tumeur abdominale, c'est d'une façon générale le diagnostic des tumeurs abdominales qui se pose.

Reconnaître la nature de cette tumeur, savoir si son contenu est liquide ou solide, chose qu'il n'est pas toujours aisé de distinguer, rechercher quel est l'organe qui en est le point de départ, puis, ces questions élucidées, diagnostiquer la variété de tumeur, tels sont les problèmes qui se posent à la sagacité du clinicien.

Suivant les malades on a pu penser à une ascite, à un kyste du foie, du mésentère, de la rate, à un abcès froid, à une péritonite tuberculeuse, etc.

A cet âge de la vie, l'ascite est chose rare, et en tout cas, quand elle existe, elle atteint généralement un développement peu marqué. D'autre part, il est également exceptionnel de voir l'hydronéphrose, tumeur primitivement unilatérale et asymétrique prendre un tel développement qu'elle simule une collection abdominale symétrique comme l'est l'ascite.

Cependant alors la forme spéciale de la matité, le déplacement du liquide selon la position du malade, la sensation de flot qui se transmet d'un côté à l'autre de l'abdomen, le développement des veines sous-cutanées abdominales, le déplissement de la cicatrice ombilicale, les commémoratifs qui permettent d'incriminer le plus habituellement une affection du foie, tous ces symptômes permettront généralement, par un examen attentif, d'éliminer l'ascite.

Mais à côté de ces cas d'épanchement total libre dans la cavité péritonéale existent des cas d'ascite cloisonnée.

Il s'agit le plus souvent d'une ascite symptomatique d'une péritonite tuberculeuse ; et la confusion avec cette dernière affection a pu être commise.

Nous trouvons dans l'étude de l'observation que nous publions un exemple de cette difficulté de diagnostic. Cet enfant rachitique, atteint de gastro-entérite chronique avec constipation, amas de matières semi-molles dans le gros intestin, présentait, quand on l'examina à son entrée à l'hôpital, un ventre volumineux, empâté par places, avec des zones alternativement mates et sonores ; il y avait aussi des masses plus fermes qui donnaient la sensation de nodosités tuberculeuses, et l'hypothèse d'une péritonite tuberculeuse paraissait des plus vraisemblables. Cependant le jeune âge de l'enfant imposait des réserves, car on sait que cette affection est rare avant la troisième année. Aussi on ne se prononça pas définitivement, on donna à l'enfant un purgatif, et on pratiqua de grandes irrigations intestinales pour évacuer le contenu du tube digestif. Aussitôt, les symptômes se modifièrent et nécessitèrent des investigations dans un autre ordre d'idées.

Cet exemple montre bien l'écueil qu'on évitera en se comportant comme dans le cas que nous venons de citer.

Dans une autre catégorie de faits, la symptomatologie de tumeur abdominale véritable est plus nette, et par un examen attentif, par une palpation soignée, par une percussion minutieuse, on arrive à se rendre compte que cette tumeur est située en arrière de l'intestin. Elle peut alors avoir pour siège soit le mésentère, soit le foie, le pancréas, l'ovaire, le rein.

Les signes des tumeurs siégeant dans le mésentère ont été bien précisés par M. le Pr Tillaux :

« Si la tumeur siège dans le mésentère, que ce soit un
« kyste, un lipome, un fibrome, etc., elle sera *médiane*,
« parce que le mésentère est situé lui-même sous la ligne
« médiane. Donc, dans la majorité des cas, une tumeur
« médiane ayant pour siège la région ombilicale et re-
« couverte d'anses intestinales, est une tumeur du mésen-

« tère. Autre caractère important : *Cette tumeur pourra*
« *facilement être déplacée de droite à gauche et réciproque-*
« *ment, parce qu'elle peut osciller autour d'un large pédi-*
« *cule qui est formé par la base du mésentère, laquelle a*
« *une hauteur de douze centimètres. Si la tumeur siège*
« *dans l'un des reins, elle n'est pas médiane, mais occupe*
« *plutôt un des flancs ; elle est beaucoup moins mobile*
« *qu'une tumeur du mésentère* (1). »

En se fondant sur les caractères exposés par M. le
P⟨r⟩ Tillaux, on pourra donc éliminer l'hypothèse d'une
tumeur du mésentère. C'est ce qui s'est passé pour notre
cas : la tumeur siégeait surtout à droite et ne débordait
que de trois travers de doigt la ligne médiane ; elle occu-
pait principalement le flanc droit et accessoirement la
région ombilicale ; elle n'était pas mobile, signe auquel
M. le P⟨r⟩ Tillaux attache une très grande importance.

Il peut arriver que la tumeur se développant surtout
vers l'hypocondre semble faire corps avec le foie et que
l'on puisse penser à un kyste hydatique de cet organe.

Sans doute, certaines variétés de ces kystes hydatiques ne prêtent nullement à confusion, quand la tumeur prédomine en avant, entre en contact direct avec
la paroi abdominale, ne présentant par conséquent pas
d'intestin au-devant d'elle. Mais on sait que certains
kystes hydatiques peuvent se pédiculer et perdre contact
apparent avec l'organe originel. Dans ce cas, on peut
constater un véritable sillon entre la tumeur et le foie,

---

(1) TILLAUX. Traité de chir. clinique, 1889, t. II.

la mobilité avec les mouvements du diaphragme est nulle ou peu marquée, et l'absence de ces signes de premier ordre peut laisser le clinicien hésitant.

Cependant alors on ne constate pas une adhérence aussi intime avec la paroi abdominale postérieure que dans les cas de tumeur rénale.

Nous ne citerons que pour mémoire les tumeurs de l'arrière-cavité des épiploons et du pancréas, qui sont tout à fait exceptionnelles.

Nous n'insisterons pas non plus sur le diagnostic différentiel avec les kystes de l'ovaire. Ce diagnostic, qui se présente assez fréquemment chez l'adulte, et qui peut constituer une cause d'erreur contre laquelle il est difficile de se prémunir, ne se pose que très rarement chez l'enfant du premier âge.

C'est en effet une affection des plus rares à cette époque de la vie. En tous cas la tumeur est tout d'abord sous-ombilicale, à point de départ pelvien et non pas lombaire; elle forme une saillie globuleuse qui se porte en avant. Il faut d'ailleurs, pour que la confusion soit possible, que l'hydronéphrose soit assez volumineuse pour descendre sur le fond de l'utérus et occuper le petit bassin.

De plus on ne trouve pas d'intestin entre le kyste de l'ovaire et la paroi abdominale.

Le siège de la tumeur qui n'est pas médiane et occupe un des flancs, son peu de mobilité, son adhérence intime avec la paroi abdominale postérieure, sa situation en arrière de l'intestin, permettent donc de rattacher la tumeur au rein ; il s'agit alors de déterminer sa nature.

L'hydronéphrose a pour elle son développement lent et insidieux, l'existence fréquente de la fluctuation, l'absence d'altération de l'urine, la conservation d'un état général satisfaisant s'il n'existe pas d'autre cause capable de débiliter l'organisme.

La pyonéphrose, rare à cet âge, s'accompagne d'urine trouble, purulente, septique. En outre il y a des phénomènes fébriles : la température présente de grandes oscillations, et la palpation, ainsi que la percussion de la région lombaire, est douloureuse et arrache des cris au petit malade.

Les néoplasmes du rein, qui sont fréquents à cette âge, se présentent généralement sous forme de tumeurs volumineuses, de consistance variable, tantôt ferme, tantôt rénitente, tantôt pseudo-fluctuante. Comme l'hématurie est exceptionnelle à cet âge, comme la douleur manque ou est peu perceptible, on conçoit que le diagnostic peut rester hésitant. Mais le développement et l'aggravation rapide de la cachexie font pencher en faveur d'une tumeur néoplasique.

Les kystes du rein, de diverses natures, peuvent simuler l'hydronéphrose. On a signalé des kystes séreux congénitaux dont la symptomatologie rappelle celle des hydronéphroses. Le diagnostic est des plus difficiles, mais ces faits sont excessivement rares.

La maladie kystique des reins atteint également les

deux organes ; cependant il faut remarquer, d'après
M. Brault (1), que chez les enfants de deux à trois ans on
peut trouver un seul rein polykystique, l'autre étant complètement indemne.

Les kystes hydatiques du rein, rares déjà chez l'adulte,
se rencontrent encore plus rarement dans la première
enfance. Dans le travail de Davaine (2), le plus jeune
des enfants, dont l'observation est rapportée, avait quatre
ans. En tout cas, cette tumeur hydatique ne présente pas
de caractères particuliers qui puissent la différencier des
autres tumeurs liquides du rein. Le frémissement hydatique, auquel les auteurs attachent tant d'importance,
est loin d'être constant ; il n'y a vraiment qu'un seul signe
pathognomonique, c'est la présence dans les urines de
vésicules hydatiques coïncidant avec la diminution de la
tumeur rénale, ce qui indique la rupture d'une poche.

On voit donc combien le clinicien se trouve embarrassé
au lit du malade. Aussi sera-t-il dans bien des cas tenté de
faire une ponction exploratrice.

Il ne faudra cependant pas avoir recours à cette dernière
sans motif sérieux, car, d'après les observations d'un
certain nombre d'auteurs, cette ponction ne serait pas
sans danger. Cependant, en employant les précautions
habituelles, en se servant d'une aiguille très fine, en usant

---

(1) BRAULT. Traité de médecine, t. V.
(2) DAVAINE. Traité des entozoaires et des maladies vermineuses. Paris,
1860.

d'une antisepsie rigoureuse, on peut la tenter, et dans la majorité des cas, elle donne des renseignements précieux.

S'agit-il d'hydronéphrose, on retire un liquide clair, ambré, jaune, parfois rougeâtre, même trouble, et l'analyse chimique y décèle les éléments caractéristiques de l'urine, bien que l'urée, les sels, les principes extractifs y soient moins abondants que dans l'urine normale.

S'agit-il d'une pyonéphrose, ce liquide est en outre trouble, chargé de globules de pus.

S'agit-il d'un kyste hydatique, on a un liquide clair, transparent comme de l'eau de roche, et contenant quelquefois des crochets.

Cependant le liquide retiré peut se présenter avec des caractères tels qu'il y a là une nouvelle source d'erreur ; c'est même dans cette confusion possible que réside un des traits importants de notre observation.

En effet, la ponction exploratrice qui fut pratiquée avec toutes les précautions nécessaires donna issue à un liquide limpide, transparent, clair comme de l'eau de roche, qui, en un mot, présentait tous les caractères du liquide contenu dans les kystes hydatiques. Ce liquide ne coagulait pas par la chaleur, ne présentait aucun élément figuré à l'examen microscopique. Ces caractères firent porter le diagnostic de kyste hydatique du mésentère, et exclure le diagnostic d'hydronéphrose, qui était cependant exact, comme le révéla l'autopsie. Malheureusement, l'analyse chimique ne fut pas pratiquée, à tort, car il est probable que l'erreur eût été évitée.

Ce caractère du liquide méritait, à cause de sa rareté, d'être signalé. Si en effet on note dans beaucoup d'observations que la coloration de l'urine contenue dans l'hydronéphrose était peu manquée, il est tout à fait exceptionnel, au contraire, de voir le liquide prendre cet aspect que nous venons de signaler.

Le diagnostic d'hydronéphrose est donc établi ; il faut dès lors chercher la cause de cette hydronéphrose. Du fait qu'elle s'est développée dans le jeune âge ne résulte pas fatalement qu'il s'agisse d'une hydronéphrose congénitale ; de même que, inversement, l'apparition de l'hydronéphrose dans l'adolescence ou à l'âge adulte n'implique pas qu'il s'agisse d'une hydronéphrose acquise.

Dans la première enfance en effet on peut trouver des hydronéphroses acquises, de causes inconnues, comme dans l'observation d'un enfant de 2 mois rapportée par Comby (1) ; d'autres, d'origine calculeuse, comme celles observées par Léon Bernard (2) chez des enfants de 5, 6, 8 mois ou des hydronéphroses traumatiques, comme dans le cas de Zeller (3). Mais ces variétés étiologiques ne donnent pas lieu habituellement à des tumeurs cliniquement appréciables. A cette époque de la vie, l'hydronéphrose, évoluant d'une façon latente, constitue une trouvaille d'autopsie. Aucune de celles rapportées par L. Bernard n'avait été reconnue pendant la vie. Il faut bien savoir en outre que, dans les cas où

---

(1) COMBY. Déjà cité.

(2) L. BERNARD. Déjà cité.

(3) ZELLER. Sur un cas d'hydronéphrose traumatique. *Deutsch. Zeitschrift für Chirurgie*, XLIX ; — Analysé dans les *Annales des maladies des organes génito-urinaires*, mars 1899.

les urines avaient été examinées, on ne trouvait pas de lithiase urinaire. On ne se fondera donc pas sur l'absence de graviers ou de calculs dans l'urine pour rejeter l'existence d'une hydronéphrose calculeuse.

Le fait que l'hydronéphrose est devenue cliniquement appréciable sera donc en faveur de son origine congénitale, à cet âge de la vie.

Telles sont les difficultés dont est entouré le diagnostic de l'hydronéphrose chez l'enfant du premier âge. On peut quelquefois arriver à établir l'existence d'une tumeur à point de départ rénal, mais souvent le diagnostic ne peut se préciser davantage.

TRAITEMENT

Le traitement curatif de l'hydronéphrose congénitale comme celui de l'hydronéphrose acquise ne peut être qu'un traitement chirurgical. On a proposé la ponction et la néphrotomie.

La valeur de la ponction a été très discutée. — Cependant Wœfler, Krause, Hillier, etc., ont apporté des observations d'hydronéphroses congénitales guéries par une ou plusieurs ponctions simples ou suivies d'injections iodées. Mais ce mode de traitement est toujours long et n'est pas exempt de danger, comme l'a montré Ebstein, qui a cité un cas de mort après la ponction. Chez le malade qui fait l'objet de notre observation, l'hydronéphrose fut ponctionnée à quatre reprises sans qu'il en résultât aucun trouble ; mais il n'y eut aucune amélioration. Dans ce cas, comme dans un certain nombre de ceux qui ont été rapportés, ce mode de traitement a été tout au moins inutile.

La néphrectomie a été pratiquée plusieurs fois. E. Martin, dans un mémoire sur le traitement de l'hydronéphrose congénitale, publié dans la *Revue de Chirurgie*, en 1895, réunit des observations, y compris une personnelle, dues à Rupprecht, Schottauer, Lloyd, Spragel, Kaufmann, Israel James, Thornton, Thiersch. Le plus souvent cette opération a été pratiquée par la voie lombaire, plus rarement par incision médiane péritonéale. Généralement cette intervention a été couronnée de succès. Il y aura donc lieu de la pratiquer à moins de contre-indication tenant à l'état de l'autre rein.

En effet, il est évident que la néphrectomie ne doit être pratiquée que si l'on est assuré de l'intégrité de l'autre rein, que si l'hydronéphrose est unilatérale, mais ce sont des points difficiles à préciser. Dans le doute, la ponction et la néphrotomie sont les seuls traitements rationnels.

CONCLUSIONS

L'hydronéphrose chez l'enfant peut être congénitale ou acquise.

Congénitale, elle résulte de malformations portant sur les voies d'excrétion de l'urine (rétrécissement, vice d'abouchement, plus rarement imperforation de l'uretère, etc.).

Tantôt elle existe à la naissance, tantôt elle ne se révèle que tardivement quelquefois même seulement à un âge avancé.

Quelquefois double, elle est le plus souvent unilatérale. Son volume est très variable, depuis celui d'un œuf jusqu'à celui d'une tête de fœtus à terme. Il semble que les cas où la tumeur est la plus volumineuse sont ceux où l'oblitération de l'uretère est incomplète, où il y a seulement rétrécissement plus au moins marqué ; ces cas s'accompagnent d'une atrophie moins considérable du rein, qui continue de sécréter.

La symptomatologie de l'hydronéphrose est souvent peu accusée. Il y a des cas où elle reste latente et constitue une trouvaille d'autopsie. Quand elle se manifeste cliniquement, c'est sous forme d'une tumeur abdominale indolente, présentant des caractères variables.

Aussi le diagnostic est-il souvent entouré de difficultés.

On peut confondre l'hydronéphrose soit avec un épanchement ascitique, soit avec un kyste de l'ovaire, soit encore avec un kyste hydatique du foie, du rein, du péritoine, etc. Les signes physiques permettent de rattacher les tumeurs au rein, et de reconnaître qu'il s'agit d'une tumeur liquide.

La ponction exploratrice éclairera le diagnostic en donnant issue à un liquide présentant les caractères de l'urine plus ou moins modifiée.

Il est cependant des cas où cette ponction elle-même pourra constituer une cause d'erreur, comme dans l'observation que nous avons rapportée.

Le diagnostic de l'hydronéphrose étant posé, il reste à déterminer sa nature congénitale ou acquise, ce qui se fera par élimination des causes habituelles de cette dernière variété, et surtout en tenant compte du volume acquis par la tumeur.

Le pronostic de l'hydronéphrose congénitale est grave quand elle est bilatérale, car l'anurie ou l'urémie se montrent tôt ou tard. Il l'est moins quand elle est unilatérale; dans ce cas, une intervention chirurgicale (ponction, néphrectomie) peut amener la guérison.

OBSERVATIONS

Observation I (Personnelle).

V..., André, né le 31 mai 1897, entré le 11 juin 1898 dans le service de M. le Pʳ Hutinel, à l'hospice des Enfants-Assistés.

Cet enfant, sur les antécédents duquel on ne possède aucun renseignement, présente un degré assez avancé de rachitisme, crâne volumineux, avec saillie des bosses frontales et pariétales, retard dans l'éruption dentaire, thorax rétréci à sa partie supérieure, évasé à sa base, chapelet costal, incurvation des tibias avec tuméfaction des extrémités osseuses.

Température rectale, 39°,8 le soir.

— 39° le matin.

Quelques sibilances disséminées dans les poumons.

Le ventre est gros, empâté, donnant la sensation de nodosités tuberculeuses ; les selles sont fermes, blanches, très fétides.

Les urines ne contiennent pas d'albumine.

Diagnostic. — Rachitisme. Dyspepsie gastro-intestinale avec poussée d'infection aiguë, peut-être péritonite tuberculeuse.

Traitement. — Diète hydrique, calomel, lavages d'intestins.

Sous l'influence du traitement, la fièvre diminue ; la température redevient normale et tombe le 15 juin à 37° ; les selles perdent leur fétidité et prennent la couleur jaune habituelle à cet âge.

Cependant, malgré que l'intestin ait été évacué à plusieurs reprises, on sent encore des masses dures, de l'empâtement dans l'abdomen ; en particulier on constate dans la fosse iliaque droite l'existence d'une tumeur assez régulière, lisse, profondément située, vaguement fluctuante, paraissant recouverte par l'intestin, comme semble l'indiquer la sonorité qui persiste au-devant d'elle à la percussion légère, indépendante du foie, dont le sépare une zone sonore, paraissant dépendre du rein.

Une ponction exploratrice est pratiquée ; on retire un liquide incolore, transparent, clair comme de l'eau de roche, ne coagulant pas par la chaleur, en tous points semblable au liquide des kystes hydatiques, bien qu'il ne renfermât pas de crochets : l'analyse chimique ne fut malheureusement pas pratiquée.

Le diagnostic du kyste hydatique du péritoine est posé, et, dans cette hypothèse, on fait, le 29 juin et le 4 juillet, des ponctions où l'on retire, la première fois, 10 centimètres cubes, la deuxième 100 centimètres cubes de liquide, ponctions que l'on fait suivre de l'injection de 1/10 centimètre cube et de 2/10 centimètre cube de liqueur de Van Swieten. On remarque qu'à la dernière ponction le liquide a une légère coloration jaunâtre et n'est plus absolument incolore comme au début.

L'enfant reste dans le service, présentant de temps à autre de petites poussées fébriles qui coïncident avec des recrudescences de l'infection intestinale.

Enfin, vers le 12 juillet, la température s'élève progressivement, atteint et dépasse 40" ; des signes de broncho-pneumonie double apparaissent, et le petit malade meurt le 30 juillet, malgré le traitement institué (bains chauds, acétate d'ammoniaque).

Autopsie. — A l'ouverture de l'abdomen, on remarque que les anses intestinales sont refoulées en haut et à gauche par une masse volumineuse qui occupe toute la moitié inférieure droite de la cavité abdominale, déborde la ligne médiane de trois travers de doigt. Cette tumeur est allongée dans le sens transversal et mesure 9 à 10 centimètres dans son grand diamètre, 4 à 5 centimètres dans le sens vertical.

Le péritoine, qui tapisse la fosse iliaque droite, est décollé, et le cæcum refoulé en haut, ainsi que l'insertion du mésentère à son extrémité inférieure ; elle remonte jusqu'au-dessous du foie, mais en est indépendante, et ne lui est reliée par aucun pédicule ; la vessie est au-devant d'elle.

La tumeur est de coloration blanchâtre, violacée par place, avec des arborisations vasculaires nettement dessinées à sa surface ; elle est fluctuante.

En essayant d'extirper cette masse, on constate qu'en arrière elle adhère à la paroi abdominale postérieure, reposant sur les muscles de la région lombaire ; une fois qu'elle est enlevée, la fosse lombaire est complètement vide.

Une dissection fine montre l'existence d'une double paroi, une externe fibro-péritonéale, l'autre interne qui est la paroi propre de la tumeur. Cette paroi propre donne insertion sur sa face antérieure et inférieure à un conduit que l'on peut suivre jusque dans la vessie où il pénètre et qui n'est autre que l'uretère. La cavité de cet uretère n'est pas oblitérée, mais elle est rétrécie dans toute sa longueur comme on le constate facilement par comparaison avec l'uretère du côté opposé ; il n'y a ni bride, ni coudure, et l'on ne peut trouver de cause de compression par les organes voisins.

Après ouverture de la vessie, on fait sourdre à l'orifice vésical le liquide en pressant sur la tumeur. Si l'on poursuit la dissection, on voit la paroi du kyste se continuer avec une masse rougeâtre, bosselée, qui le coiffe en quelque sorte à sa partie supérieure et externe ; c'est le rein droit qui paraît hypertrophié ; il mesure environ 10 centimètres d'une extrémité à l'autre.

En ouvrant le rein, on constate que sa substance est très amincie par places, et mesure à peine 2 millimètres ; elle limite des cavités dilatées, les calices, qui se continuent avec une cavité plus grande, le bassinet. Dans cette cavité est un liquide jaunâtre, ambré, contenant de l'urée et des sels.

Le rein gauche est hypertrophié, mais non kystique ; le bassinet n'est pas dilaté.

Le foie est gros et a l'apparence du foie muscade.

Les poumons présentent des lésions de broncho-pneumonie double.

Il y a un léger degré d'hydrocéphalie.

En résumé, il s'agit non d'un kyste hydatique, mais d'une hydronéphrose du rein droit.

Nous rapprochons de notre observation, l'observation suivante, qui présente avec elle beaucoup de points communs.

OBSERVATION II.

Par le Dr E. MARTIN (de Genève).

Hydronéphrose congénitale chez un enfant de deux ans. — Ablation, guérison (Revue de chirurgie, avril 1895, n° 4).

Ch..., Emile, deux ans, nous est présenté le 20 mai 1894, et entre le 22 à la maison des Enfants-Malades.

Ses parents sont bien portants ; il a un rein en parfaite santé. Il a été de bonne heure alimenté avec une nourriture grossière et est légèrement rachitique. On constate que son abdomen est très développé ; à la palpation il existe une tumeur arrondie occupant l'hypocondre, l'ombilic et l'hypogastre gauche, et dépassant de trois travers de doigt la ligne médiane.

Cette tumeur est nettement limitée et séparée du foie par un sillon ; de consistance un peu dure par places, elle est moins résistante dans d'autres, où elle forme deux saillies arrondies, bosselées, soulevant les parois de l'abdomen.

Matité complète dans toute l'étendue de la tumeur ; fluctuation manifeste et sensation de flot.

La région rénale gauche est plus saillante que la droite ; il existe de la matité à ce niveau, tandis que la région rénale droite est sonore. Développement assez marqué des veines superficielles de l'abdomen.

24 mai. — Une ponction avec le trocart Potain donne issue à 600 grammes environ d'un liquide clair, transparent, légèrement jaunâtre ; la poche n'est pas entièrement vidée.

Le liquide examiné par le Dr P. Binet est de réaction neutre, d'une densité de 1006, il contient 3 grammes environ d'urée par litre, et des éléments cellulaires rappelant ceux du rein ; il ne renferme ni albumine ni crochets.

De suite après la ponction surviennent des douleurs assez vives dans l'abdomen, suivies une heure plus tard de vomissements alimentaires, puis bilieux et porracés. Soir, température 36°,8. Ces accidents ont persisté une partie de la nuit ; le 25 au matin, ils ont complètement cessé.

Sept jours après la ponction le liquide s'est reproduit, la poche est aussi tendue qu'auparavant.

L'état général est satisfaisant, le malade urine près d'un litre par jour, urine normale non albumineuse.

Vu la nature du liquide et les caractères de la tumeur, on porte le diagnostic d'hydronéphrose congénitale du rein gauche.

Ce diagnostic fut confirmé par l'opération.

INDEX BIBLIOGRAPHIQUE

Albarran. — Néoplasmes du rein. *In* Traité des maladies de l'enfance de Grancher, Comby, Marfan, t. III, 1897, p. 367.

E. Arnould. — Contribution à l'étude de l'hydronéphrose. *Thèse,* Paris, 1881.

Léon Bernard. — Hydronéphrose calculeuse de la première enfance. *Arch. de méd. des enfants,* juin 1898.

Billard. — Traité des maladies des nouveau-nés.

Boissard. — Kyste hydatique du foie et du rein. *Progrès médical.* Paris, 1882, p. 822.

Boogard. — Compression de l'uretère par l'artère rénale. *Surgical Diseases of the Kinday,* 1885, p. 325.

Brault. — Traité de médecine, t. V.

Brinon. — Des hydronéphroses congénitales et des dilatations congénitales de l'uretère. *Thèse,* Paris, 1896.

Broadbent. — Observation d'hydronéphrose double.

Chauffard. — Article hydronéphrose, *in* Tr. de méd. et thérap. de Brouardel et Gilbert.

Comby. — Article hydronéphrose *in* Traité des maladies des enfants de Grancher, III, 1897.

Cornil et Brault. — Des altérations du rein consécutives à la ligature, à la compression ou à l'obstruction des uretères.

— Études sur la pathologie du rein, 1884.

Davaine. — Traité des entozoaires et des maladies vermineuses. Paris, 1860..

Decressac. — Compression de l'uretère par la veine rénale. *Bulletins de la Société anatomique*, 1888, p. 93.

J. English. — Ueber primœre Hydronephrose. *Deutsche Zeitschrift für Klinisch*, 1879.

Glantenay. — Chirurgie de l'uretère. *Thèse*, Paris, 1895.

Hénoch. — Leçons cliniques, p. 489.

Hillier. — Hydr. congénitale chez un enfant de quatre ans. Guérison. *Med. and chirurg. Transactions*. London, 1865, t. XLVIII, p. 73.

Houzel. — Contribution à l'étude des kystes hydatiques du rein. *Revue de chirurgie*, 1898.

Hutinel. — Cystites coli-bacillaires chez les enfants. *Presse médicale*, 15 novembre 1896, n° 95.

James. — *Edimbourg medical Journal*, 1877, p. 135.

Lanelongue et Achard. — Traité des kystes congénitaux.

Launay. — *Société anatomique*, 7 décembre 1894, p. 892.

F. Legueu. — Pathogénie et traitement de l'hydronéphrose. *Association française d'urologie*, 1897.

F. Lejars. — Gros rein polykystique de l'adulte. *Thèse*, Paris 1888.

  — Les kystes du rein. *Gazette des hôp.*, 1889.

E. Martin. — Hydronéphrose congénitale chez un enfant de 2 ans. Ablation, guérison. *Revue de chirurgie*, 1895, p. 325.

Meslay et Veau. — *Bull. Soc. anat.*, 12 mai et 23 octobre 1896.

Alfred Navarro. — Contribution à l'étude des hydronéphroses. *Thèse*, Paris, 1894.

Rayer. — Traité des maladies des reins, t. III, p. 476 et suivantes.

Reclus. — *Bulletin de la Société de chirurgie*, 5 décembre 1894, p. 782.

Reliquet. — Compression de l'uretère par le canal de Muller. *Progrès médical*, 1887, p. 205.

Roberts. — Urinary and Renal diseases, p. 545.

Teyneche. — Contribution à l'étude des anomalies de développement du rein. *Thèse*, Paris, 1892.

Tillaux. — Traité de chirurgie clinique, 1889, t. II.

Tuffier. — Article *hydronéphrose* du traité de chirurgie, t. VII, p. 592.

— Hydronéphrose congénitale. *Société de chirurgie*, 4 mai 1898.

Veau. — Dilatation congénitale des conduits excréteurs du rein. *Gaz. des hôp.*, 1897, n°s 36 et 39.

Woelfler. — Zur chirurgie der Nieren. *Wien. med. Wochensch.*, n° 22, 1876.

— Ueber anomalie Ausmundungen der Ureteren und deren chirurgische Behandlung. *Beitrage zur klin. chirurg.*, 1895, p. 159.

Zeller. — Sur un cas d'hydronéphrose traumatique. *Deutsche Zeitschrift für chirurgie*, XLIX, analysé dans les *Annales des maladies des organes génito-urinaires*, n° 3, mars 1899.

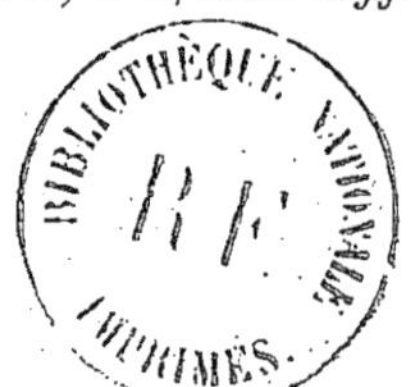